# Dieta Chetogenica Facile per I Principianti

Ricette Chetogeniche Deliziose e Facili da Preparare Per Aumentare La Vostra Energia

**Allison Rivera**
**Luisa Pellegrino**

# Sommario

FRULLATI E RICETTE PER LA COLAZIONE....................9

Chaffles con gelato keto....................9

Chaffles fuso al cioccolato....................11

Ciotole di chaffle a torta corta alla fragola....................14

Chaffles ai mirtilli....................17

Chaffles con sciroppo di lampone....................19

Torta di chaffle di carote....................22

Mercoledì Chaffles....................24

Keto Chaffles di zucchero belga....................27

Chaffles pecan di grano integrale....................29

Chaffle Cannoli....................31

Ricette di pollame....................33

Ali di pollo al forno....................35

RICETTE DI MAIALE, MANZO E AGNELLO....................36

Casseruola Keto Taco....................36

Braciole di maiale all'oliva alla cannella....................38

RICETTE DI FRUTTI DI MARE E PESCE....................40

Magia dei gamberetti....................40

Baccalà agrodolce....................42

Insalata di tonno....................44

PASTI SENZA CARNE....................46

Delizioso risotto alla zucca....................46

ZUPPE, STUFATI E INSALATE....................48

Zuppa cremosa di cavolfiore....................48

BRUNCH E SCENA....................50

Muffin proteici....................50

DESSERT E BEVANDE....................52

Gelato Mocha....................52

RICETTE PER LA COLAZIONE....................54

Muffin pancetta per la colazione ................................................54

ANTIPASTI E DESSERT ................................................56

Ravanello di cheesy ................................................56

RICETTE DI MAIALE E MANZO ................................................58

Bombe grasse  Cheto Burger ................................................58

RICETTE DI PESCE ................................................60

Pesce burro chetogenico ................................................60

VEGANO E VEGETARIANO ................................................62

Crema al limone Bok Choy ................................................62

RICETTE DI POLLO E POLLAME ................................................64

Pepite di pollo a basso contenuto di carboidrati ................................................64

RICETTE PER LA COLAZIONE ................................................66

Souffle di prosciutto di formaggio ................................................66

Involucro per la colazione cheto ................................................68

Muffin pancetta per la colazione ................................................66

Crepes all'uovo con avocado ................................................67

Frullato di cannella Chocó di avocado ................................................69

RICETTE PER IL PRANZO ................................................70

Insalata di cavolo di avocado allo zenzero ................................................70

RICETTE PER LA CENA ................................................71

Insalata di ravanelli di cavolfiore ................................................71

RICETTE DI DESSERT ................................................73

Fudge al cioccolato ................................................73

Mousse al  cioccolato liscia ................................................74

RICETTE PER LA COLAZIONE ................................................75

Patatine fritte casalinghe ................................................75

Frittata di tonno ................................................77

RICETTE SNACK ................................................79

Sottaceti all'aglio croccanti ................................................79

RICETTE PER LA CENA ................................................81

Polpette di zucchine di pollo ................................................81

INSOLITE RICETTE DI PASTI DDELICIOUS..................................................83

Costolette di agnello mediterraneo.........................................................83

RICETTE DI DOLCI CHETO..................................................................85

Esperto: Butter Fudge Bars....................................................................85

Deliziosa torta ai mirtilli.........................................................................87

CARAMELLE: PRINCIPIANTE............................................................89

Caramelle al cioccolato fondente.............................................................89

BISCOTTI: PRINCIPIANTE..................................................................91

intermedio:...............................................................................................91

Biscotti alle mandorle CocoNut...............................................................91

DESSERT CONGELATO: PRINCIPIANTE..........................................93

Mousse al cioccolato..................................................................................93

RICETTE PER LA COLAZIONE..........................................................95

Bionde choco-chip.....................................................................................95

Asparagi alla griglia con uova strapazzate................................................96

RICETTE PER IL PRANZO...................................................................98

torta di zucca.............................................................................................98

Keto Cheeseburger Muffin.....................................................................100

RICETTE SNACK.................................................................................102

Panini con yogurt e semi........................................................................102

Panini con noci.......................................................................................104

cena.........................................................................................................106

Esperto: Pane a microonde....................................................................106

Pane Paleo - Stile Cheto........................................................................107

Pane di semi di sesamo...........................................................................108

IL PRANZO CHETO............................................................................110

Venerdì: Pranzo: Cremoso Avocado e Pancetta con insalata di formaggio di capra.........................................................................................................110

CHETO A CENA..................................................................................113

Venerdì: Cena: Bistecca minuto con funghi e burro di erbe..................113

# FRULLATI E RICETTE PER LA COLAZIONE

## Chaffles con gelato keto

Tempo di preparazione: 10 minuti Tempo di cottura: 14 minuti

Porzioni: 2

ingredienti:

- [ ] 1 uovo, sbattuto

- [ ] 1/2 tazza di mozzarella finemente grattugiata

- [ ] 1/4 tazza di farina di mandorle

- [ ] 2 cucchiai di zucchero del pasticcere di sterzata

- [ ] 1/8 cucchiaino gomma di xantano

- [ ] Gelato a basso contenuto di carboidrati (sapore a scelta) per servire

Indicazioni:

1. Preriscaldare il ferro da cialda.

2. In una ciotola media, mescolare tutti gli ingredienti tranne il gelato.

3. Aprire il ferro e aggiungere metà della miscela. Chiudere e cuocere fino a croccante, 7 minuti.

4. Trasferire la pula su un piatto e fare la seconda con la pastella rimanente.

5. Su ogni pula,aggiungi una pallina di gelato a basso contenuto di carboidrati, piega in mezzune e divertiti.

Nutrizione: Calorie 89 Grassi 6.48g Carboidrati 1.67g Carboidrati Netti 1.37g Protein 5.91g

# Chaffles fuso al cioccolato

Tempo di preparazione: 15 minuti Tempo di cottura: 36 minuti Porzioni: 4

ingredienti

**Per le pule :**

- 2 uova, sbattute

- 1/4 tazza di formaggio Gruyere finemente grattugiato

- 2 cucchiai di panna pesante

- 1 cucchiaio di farina di cocco

- 2 cucchiai di crema di formaggio, ammorbidito

- 3 cucchiai di cacao non zuccherato in polvere

- 2 cucchiaino estratto di vaniglia

- Un pizzico di sale

  **Per la salsa al cioccolato:**

  - 1/3 tazza + 1 cucchiaio di panna pesante

  - 1 1/2 oz cioccolato da forno non zuccherato, tritato

- 1 1/2 cucchiaino sciroppo d'acero senza zucchero

- 1 1/2 cucchiaino estratto di vaniglia

Istruzioni: *Per le pule :*

1. Preriscaldare il ferro da cialda.

2. In una ciotola media, mescolare tutti gli ingredienti per le pula.

3. Aprire il ferro e aggiungere un quarto della miscela. Chiudere e cuocere fino a croccante, 7 minuti.

4. Trasferire la pula su un piatto e fare altre 3 con la pastella rimanente.

5. Per la salsa al cioccolato:

6. Versare la panna pesante in casseruola e cuocere a fuoco lento, 3 minuti.

7. Spegnere il fuoco e aggiungere il cioccolato. Lasciare sciogliere per alcuni minuti e mescolare fino a completo scioglimento, 5 minuti.

8. Mescolare lo sciroppo d'acero e l'estratto di vaniglia.

9. Assemblare le puledre a strati con la salsa di cioccolato inserita tra ogni strato.

**10. Affettare e servire immediatamente.**

**Nutrizione:** Calorie 172 Grassi 13.57g Carboidrati 6.65g Carboidrati Netti 3.65g Protein 5.76g

# Ciotole di chaffle a torta corta alla fragola

Tempo di preparazione: 10 minuti Tempo di cottura: 28 minuti Porzioni: 4

**Ingredienti:**

- 1 uovo, sbattuto

- 1/2 tazza di mozzarella finemente grattugiata

- 1 cucchiaio di farina di mandorle

- 1/4 cucchiaino lievito in polvere

- 2 gocce di estratto di pastella per torte

- 1 tazza di crema di formaggio, ammorbidito

- 1 tazza fragole fresche, affettate

- 1 cucchiaio di sciroppo d'acero senza zucchero

**Direzioni:**

1. Preriscaldare un produttore di cialde e ungere leggermente con spray da cucina.

2. Nel frattempo, in una ciotola media, sbattere tutti gli ingredienti tranne la crema di formaggio e fragole.

3. Aprire il ferro, versare metà del composto, coprire e cuocere fino a quando croccante, da 6 a 7 minuti.

4. Rimuovere la ciotola della pula su un piatto e mettere da parte.

5. Fai una seconda ciotola di pula con la pastella rimanente.

6. Per servire, dividere la crema di formaggio nelle ciotole della pula e finire con le fragole.

7. Versare il ripieno con lo sciroppo d'acero e servire.

Nutrizione: Calorie 235 Grassi 20.62g Carboidrati 5.9g Carboidrati Netti 5g Proteina 7.51g

# Chaffles ai mirtilli

Tempo di preparazione: 10 minuti Tempo di cottura: 28
minuti Porzioni: 4

**Ingredienti:**

- **1 uovo, sbattuto**

- **1/2 tazza di mozzarella finemente grattugiata**

- **1 cucchiaio di crema di formaggio, ammorbidito**

- **1 cucchiaio di sciroppo d'acero senza zucchero**
  + extra per il condimento

- **1/2 tazza mirtilli**

- **1/4 cucchiaino estratto di vaniglia**

Direzioni:

1. Preriscaldare il ferro da cialda.

2. In una ciotola media, mescolare tutti gli ingredienti.

3. Aprire il ferro, ungere leggermente con spray da cucina e versare un quarto della miscela.

4. Chiudere il ferro e cuocere fino a doratura e croccante, 7 minuti.

5. Rimuovere la pula su un piatto e mettere da parte.

6. Fare le pulacce rimanenti con la miscela rimanente.

7. Versare le puleggi con sciroppo d'acero e servire in seguito.

Nutrizione: Calorie 137 Grassi 9.07g Carboidrati 4.02g Carboidrati Netti 3.42g Protein 9.59g

# Chaffles con sciroppo di lampone

Tempo di preparazione: 10 minuti Tempo di cottura: 38 minuti
Porzioni: 4

**Ingredienti:**
**Per le pule :**

- ☐ 1 uovo, sbattuto

- ☐ 1/2 tazza di formaggio cheddar triturato finemente

- ☐ 1 cucchiaino farina di mandorle

- ☐ 1 cucchiaino panna acida

**Per lo sciroppo di lampone:**

- ☐ 1 tazza di lamponi freschi

- ☐ 1/4 tazza di zucchero sterzata

- ☐ 1/4 tazza di acqua

- ☐ 1 cucchiaino estratto di vaniglia

**Direzioni:**

*Per le pule :*

1. Preriscaldare il ferro da cialda.

2. Nel frattempo, in una ciotola media, mescolare l'uovo, il formaggio cheddar, la farina di mandorle e la panna acida.

3. Aprire il ferro, versare metà del composto, coprire e cuocere fino a croccante, 7 minuti.

4. Rimuovere la pula su un piatto e crearne un'altra con la pastella rimanente.

**Per lo sciroppo di lampone:**

1. Nel frattempo, aggiungere i lamponi, lo zucchero sterzata, l'acqua e l'estratto di vaniglia in una pentola media. Impostare a fuoco basso e cuocere fino a quando i lamponi si ammorbidiscono e lo zucchero diventa sciroppo. Occasionalmente mescolare mentre si schiacciano i lamponi mentre si va. Spegnere il fuoco quando si ottiene la consistenza desiderata e mettere da parte per raffreddare.

2. Versare un po 'di sciroppo sulle pula e divertirsi quando è **pronto.**

Nutrizione: Calorie 105 Grassi 7.11g Carboidrati 4.31g
Carboidrati Netti 2.21g Protein 5.83g

# Torta di chaffle di carote

Tempo di preparazione: 15 minuti Tempo di cottura: 24 minuti Porzioni: 6

**Ingredienti:**

- [ ] 1 uovo, sbattuto

- [ ] 2 cucchiai di burro fuso

- [ ] 1/2 tazza di carota, triturata

- [ ] 3/4 tazza farina di mandorle

- [ ] 1 cucchiaino di lievito in polvere

- [ ] 2 cucchiai di panna da frusta pesante

- [ ] 2 cucchiai di dolcificante

- [ ] 1 cucchiaio di noci, tritato

- [ ] 1 cucchiaino di spezie di zucca
- [ ] 2 cucchiaini di cannella

Direzioni:

1. Preriscaldare il produttore di cialde.

2. In una grande ciotola, unire tutti gli ingredienti.

3. Versare parte del composto nel produttore di cialde.

4. Chiudere e cuocere per 4 minuti.

5. Ripetere i passaggi fino a quando non è stata utilizzata tutta la pastella rimanente.

Nutrizione: Calorie 294 Grassi totali 26,7g Grassi saturi 12g Colesterolo 133mg Sodio 144mg Potassio 421mg Carboidrati totali 11,6g Fibra alimentare 4.5g Proteine 6.8g Zuccheri totali 1,7g

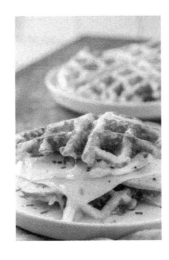

# Mercoledì Chaffles

Porzioni: 24

Tempo di preparazione: 10 minuti Tempo di cottura: 55 minuti

ingredienti

- spray da cucina

- 8 uova, sbattute

- 7 tazze d'acqua

- 1 tazza di olio di colza

- 1 tazza di salsa di mele non zuccherata

- 4 cucchiaini di estratto di vaniglia

- 4 tazze farina di pasta integrale

- 2 tazze latte secco in polvere

- 1/2 tazza mozzarella, triturata

- 2 tazze farina di semi di lino

- 1 tazza di germe di grano

- 1 tazza di farina per tutti gli usi

- 1/4 tazza **lievito** in polvere

- 4 cucchiaini di **lievito** in polvere

- 1/4 tazza zucchero bianco
- 1 cucchiaio di cannella macinata

- 1 cucchiaino di sale

direzione

1. Spruzzare un ferro da stiro con spray da cucina e preriscaldare secondo le istruzioni del produttore.

2. Sbattere uova, acqua, olio di colza, salsa di mele ed estratto di vaniglia in una grande ciotola accuratamente combinata. Aggiungere la mozzarella e mescolare bene.

3. Whisk farina di pasta integrale, latte secco in polvere, farina di semi di lino, germe di grano, farina per tutti gli usi, 1/4 tazza più 4 cucchiaini di lievito in polvere, zucchero, cannella e sale in una grande ciotola separata fino a completo combinato. Mescolare gli ingredienti secchi in ingredienti umidi 1 tazza alla volta per fare una pastella liscia.

4. Pastella per siviere da 1/2 tazza, o quantità raccomandata dal produttore, in

ferro da cialda preriscaldato; chiudere il
coperchio e cuocere il waffle fino a
quando non è croccante e rosonato, da 3
a 5 minuti. Ripetere con pastella
rimanente.

**Nutrizione:**

Calorie: 313 calorie Grassi totali: 15,9
g Colesterolo: 64 mg Sodio: 506 mg Carboidrati totali: 33,4 g
Proteine: 11,8 g

# Keto Chaffles di zucchero belga

Tempo di preparazione: 10 minuti Tempo di cottura: 24 minuti Porzioni: 4

**Ingredienti:**

- ☐ 1 uovo, sbattuto

- ☐ 2 cucchiai di zucchero di canna sterzato

- ☐ 1/2 cucchiaio di burro, fuso

- ☐ 1 cucchiaino estratto di vaniglia

- ☐ 1 tazza di parmigiano finemente grattugiato

**Direzioni:**

1. Preriscaldare il ferro da cialda.

2. Mescolare tutti gli ingredienti in un ciotola media.

3. Aprire il ferro e versare un quarto del composto. Chiudere e cuocere fino a croccante, 6 minuti.

4. Rimuovere la pula su un piatto e fare altre 3 con gli ingredienti rimanenti.

5. Tagliare ogni pula a spicchi, piastra, consentire il raffreddamento e servire.


Nutrizione: Calorie 136 Grassi 9.45g Carboidrati 3.69g Carboidrati Netti 3.69g Protein 8.5g

# Chaffles pecan di grano integrale

Al servizio: 8

Tempo di preparazione: 10 minuti Tempo di cottura: 20 minuti

ingredienti

- ☐ 2 tazze di farina di pasta integrale

- ☐ 2 cucchiai di zucchero

- ☐ 3 cucchiaini di lievito in polvere

- ☐ 1/2 cucchiaino di sale

- ☐ 1/2 tazza di mozzarella, triturata
- ☐ 2 uova grandi, separate

- ☐ 1-3/4 tazze latte senza grassi

- ☐ 1/4 tazza di olio di colza

- ☐ 1/2 tazza di noci pecan tritate

direzione

1. Preriscaldare il produttore di cialde.
   Sbattere insieme i primi quattro
   ingredienti. In un'altra ciotola, sbattere
   insieme tuorli d'uovo, latte e olio;
   aggiungere alla miscela di farina,
   mescolando solo fino a quando inumidito.
   In una ciotola pulita, sbattere gli albumi a
   media velocità fino a quando non sono
   rigidi ma non asciutti. Aggiungere la
   mozzarella e mescolare bene.

2. Piegare in pastella. Cuocere le puleggia
   secondo le indicazioni del produttore fino
   a doratura, cospargere la pastella con noci
   pecan dopo il versamento. Opzione di
   congelamento: pulevole fredde su
   rastrelliere. Congelare tra strati di carta
   cerata in un sacchetto congelatore di
   plastica richiamabile. Surriscaldare le
   puledre in un tostapane o in un forno
   tostapane su un ambiente medio.

Nutrizione: Calorie: 241 calorie Grassi totali: 14g Colesterolo: 48mg Sodio: 338mg Carboidrati totali: 24g Proteine:
7g Fibra: 3g

# Chaffle Cannoli

Tempo di preparazione: 15 minuti  Tempo di cottura: 28 minuti
Porzioni:  4

**Ingredienti:**

**Per le pule :**

- 1 uovo grande

- 1 tuorlo d'uovo

- 3 cucchiai di burro, fuso

- 1 tbso  swerve  pasticcere

- 1 tazza di parmigiano finemente grattugiato

- 2 cucchiai di grattugiato finemente
  Mozzarella

**Per il ripieno di cannoli:**

- 1/2 tazza ricotta

- 2 cucchiai di zucchero del pasticcere di
  sterzata

- 1 cucchiaino estratto di vaniglia

- 2 cucchiai di gocce di cioccolato non
  zuccherate per guarnire

Direzioni:

2. Preriscaldare il ferro da cialda.

3. Nel frattempo, in una ciotola media, mescolare tutti gli ingredienti per le pula.

4. Aprire il ferro, versare un quarto del composto, coprire e cuocere fino a croccante, 7 minuti.

5. Rimuovere la pula su una piastra e fare altre 3 con la pastella rimanente.

6. Nel frattempo, per il ripieno di cannoli:

7. Sbattere la ricotta e lo zucchero del pasticcere sterzata fino a quando non è liscio. Mescolare nella vaniglia.

8. Su ogni pula, stendere parte del ripieno e avvolgere.

9. Guarnire le estremità cremose con alcune gocce di cioccolato.

10. Servire immediatamente.

Nutrizione: Calorie 308 Grassi 25.05g Carboidrati 5.17g Carboidrati Netti 5.17g Protein 15.18g

# Ricette di pollame

Tempo di preparazione delle fajitas di pollo al forno: 10 minuti

Tempo di cottura: 18 minuti

Servire: 6

## ingredienti:

- 1 1/2 libbre offerte di pollo
- 2 cucchiai di condimento fajita
- 2 cucchiai di olio d'oliva
- 1 cipolla, affettata
- 2 peperone, affettato
- 1 succo di lime
- 1 cucchiaino sale kosher

## Indicazioni:

1. Preriscaldare il forno a 400 F.
2. Aggiungere tutti gli ingredienti in una grande ciotola e mescolare bene.
3. Trasferire la miscela della ciotola su una teglia e cuocere in forno preriscaldato per 15-18 minuti.
4. Servire e divertirsi.

**Valore nutrizionale (importo per porzione):**

Calorie 286

Grasso 13 g

Carboidrati 6,8 g

Zucchero 2,8 g

Proteine 33 g

Colesterolo 101 mg

# Ali di pollo al forno

Tempo di preparazione: 10 minuti Tempo di cottura:

50 minuti

Servire: 4

## ingredienti:

- 2 libbre ali di pollo

- 1 cucchiaio di condimento al peperone al limone

- 2 cucchiai di burro, fuso

- 4 cucchiai di olio d'oliva

## Indicazioni:

1. Preriscaldare il forno a 400 F.

2. Toss ali di pollo con olio d'oliva.

3. Disporre le ali di pollo su una teglia e cuocere per 50 minuti.

4. In una piccola ciotola, mescolare il condimento al peperone e il burro.

5. Togliere le ali dal forno e spazzolare con burro e miscela di condimento.

6. Servire e divertirsi.

## Valore nutrizionale (importo per porzione):

Calorie 606

Grasso 36 g

Carboidrati 1 g

Zucchero 0 g

Proteine 65 g

Colesterolo 217 mg

# RICETTE DI MAIALE, MANZO E AGNELLO

## Casseruola Keto Taco

Serve: 8

Tempo di prepara-

zione: 55 minuti In-

gredienti

- 2 libbre carne macinata

- 1 cucchiaio di olio extravergine di oliva

- Mix di condimento taco, sale kosher   e pepe  nero

- 2 tazze formaggio messicano, triturato

- 6 uova grandi, indicazioni

leggermente battute

1. Preriscaldare il forno a 3600F e ungere una teglia da 2 litri.
2. Scaldare l'olio a fuoco medio in una padella grande e aggiungere carne macinata.
3. Condire con mix di condimento taco, sale kosher  e pepe nero.
4. Cuocere per circa 5 minuti su ciascun lato e sbollere per

lasciare raffreddare leggermente.
5. Sbattere insieme le uova nella miscela di manzo e trasferire la miscela alla teglia.
6. Completa con formaggio messicano e cuocere per circa 25 minuti fino al tramonto.
7. Togliere dal forno e servire caldo.

Quantità nutrizionale per porzione calorie 382

Grasso totale 21.6g 28%

Grassi saturi 9.1g 45% Colesterolo 266mg 89%

Sodio 363mg 16%

Carboidrati totali 1.7g 1%

Fibra alimentare 0g 0%

Zuccheri totali

0,4g Proteine

45,3g

# Braciole di maiale all'oliva alla cannella

Tempo di preparazione: 10 minuti Tempo di cottura: 30 minuti Servire: 6

**ingredienti:**

- 6 braciole di maiale, disossate e tagliate a fette spesse
- 1/2 tazza olive, snocciolato e affettato
- oz ragu
- 1 cucchiaio di olio d'oliva
- 1/4 tazza brodo di manzo
- 3 spicchi d'aglio, tritati
- 1/8 cucchiaino cannella macinata
- 1 cipolla grande, affettata

**Indicazioni:**

1. Scaldare l'olio in una padella a fuoco medio-alto.
2. Aggiungere le braciole di maiale in una padella e cuocere fino a quando leggermente marrone e mettere da parte.
3. Cuocere l'aglio e la cipolla e cuocere fino a quando la cipolla non viene ammorbidita.
4. Aggiungere brodo e portare a ebollizione.

38

5. Riportare le braciole di maiale in padella e mescolare in ragu e ingredienti rimanenti.

6. Coprire e cuocere a fuoco lento per 20 minuti.

7. Servire e divertirsi.

**Valore nutrizionale (importo per porzione):**

Calorie 320

Grasso 22 g

Carboidrati 6 g

Zucchero 1 g

Proteine 20 g

Colesterolo 70 mg

# RICETTE DI FRUTTI DI MARE E PESCE

## Magia dei gamberetti

Serve: 3

Tempo di prepara-

zione: 25 minuti In-

gredienti

- 2 cucchiai di burro

- 1/2 cucchiaino di paprika affumicata

- 1 chilo di gamberetti, pelati e sviluppati

- Gambi di citronella

- 1 peperoncino rosso, indicazioni semi-

nate e tritate

1. Preriscaldare il forno a 3900F e ungere una teglia.
2. Mescolare tutti gli ingredienti in una ciotola tranne citronella e marinare per circa 3 ore.
3. Infilare i gamberetti sui gambi di citronella e posizionare nella teglia.
4. Cuocere per circa 15 minuti e sforare per servire immediatamente.

Importo nutrizionale per porzione

Calorie 251

Grasso totale 10.3g 13%

Grassi saturi 5.7g 28% Colesterolo 339mg 113%

Sodio 424mg 18%

Carboidrati totali 3g 1% Fibra alimentare 0.2g 1%

Zuccheri totali

0,1g Proteine

34,6g

# Baccalà agrodolce

Serve: 3

Tempo di prepara-
zione: 35 minuti In-
gredienti

- 1/4 tazza burro

- 2 gocce di Stevia liquida

- 1 libbra di merluzzo, grosso

- Sale e pepe nero, a piacere

- 1 cucchiaio di aceto

Indicazioni

1.  Scaldare il burro in una padella grande e aggiungere pezzi di merluzzo.

2.  Soffriggere per circa 3 minuti e mescolare in Stevia liquida, aceto, sale e pepe nero.

3.  Cuocere per circa 20 minuti a fuoco medio basso, mescolando continuamente.

4.  Sbollere in una ciotola da portata e servire caldo.

Importo nutrizionale
per porzione

Calorie 296

Grassi totali 16,7g 21%

Grassi saturi 10g 50%

Colesterolo 124mg 41%

Sodio 227mg 10%

Carboidrati totali 0.1g 0%
Fibra alimentare 0g 0% Zuccheri totali 0g

Proteine 34.7g

# Insalata di tonno

Tempo di preparazione: 5 minuti Tempo di
cottura: 5 minuti

Servire: 2

## ingredienti:

- 5 oz lattina tonno, sgoccionato
- 1 cucchiaino senape di Digione
- 2 cucchiai di sottaceti di aneto, tritati
- 1 cucchiaio di erba cipollina fresca, tritata
- 2 cucchiai di maionese
- pepe
- sale

## Indicazioni:

1. Aggiungere tutti gli ingredienti nella grande ciotola e mescolare bene.

2. Servire e divertirsi.

### Valore nutrizionale (importo per porzione):

Calorie 143

Grasso 5,6 g

Carboidrati 4 g

Zucchero 1 g

Proteine 18 g

Colesterolo 25 mg

# PASTI SENZA CARNE

## Delizioso risotto

## alla zucca

Tempo di preparazione: 10 minuti Tempo di
cottura: 5 minuti Servire: 1

**ingredienti:**

- 1/4 tazza zucca, grattugiata
- 1 cucchiaio di burro
- 1/2 tazza di acqua
- 1 tazza di cavolfiore, grattugiato
- 2 spicchi d'aglio, tritati
- 1/8 cucchiaino cannella
- pepe
- sale

**Indicazioni:**

1. Sciogliere il burro in una padella a fuoco medio.
2. Aggiungere aglio, cavolfiore, cannella e zucca nella padella e condire con pepe e sale.
3. Cuocere fino a quando leggermente ammorbidito. Aggiungere acqua e cuocere fino al termine.
4. Servire e divertirsi.

**Valore nutrizionale (importo per porzione):**

Calorie 155

Zucchero 4,5 g

Grasso 11 g

Proteine 3,2 g

Carboidrati 11 g

Colesterolo 30 mg

# ZUPPE, STUFATI E INSALATE

## Zuppa cremosa di cavolfiore

Tempo di preparazione: 10 minuti Tempo di cottura: 25 minuti Servire: 4

**ingredienti:**

- 1/2 testa cavolfiore, tritato
- 1/2 cucchiaino aglio in polvere
- 1/4 tazza cipolla, a dadini
- 1/4 cucchiaio di olio d'oliva
- 2 spicchi d'aglio tritati
- 15 oz brodo vegetale
- 1/4 cucchiaino pepe
- 1/2 cucchiaino sale

**Indicazioni:**

1. Scaldare l'olio d'oliva in una casseruola a fuoco medio.
2. Aggiungere cipolla e aglio e soffriggere per 4 minuti.
3. Aggiungere cavolfiore e magazzino e mescolare bene. Portare a ebollizione.
4. Coprire la padella con coperchio e cuocere a fuoco lento per 15

48

minuti.

5. Condire con aglio in polvere, pepe e sale.

6. Purea la zuppa usando il frullatore fino a quando non è liscia.

7. Servire e divertirsi.

**Valore nutrizionale (importo per porzione):**

Calorie 41

Grasso 2 g

Carboidrati 4 g

Zucchero 2 g

Proteine 3 g

Colesterolo 0 mg

# BRUNCH E SCENA

## Muffin proteici

Tempo di preparazione: 10 minuti Tempo di
cottura: 15 minuti

Servire: 12

**ingredienti:**

- 8 uova

- 2 scoop proteine vaniglia in polvere

- 8 oz crema di formaggio

- 4 cucchiai di burro, fuso

**Indicazioni:**

1. In una grande ciotola, unire la crema di formaggio e il
   burro fuso.

2. Aggiungere uova e proteine in polvere e sbattere fino
   a ben combinati.

3. Versare la pastella nella padella di muffin unta.

4. Cuocere a 350 F per 25 minuti.

5. Servire e divertirsi.

**Valore nutrizionale (importo per porzione):**

Calorie 149

Grasso 12 g

Carboidrati 2 g

Zucchero 0,4 g

Proteine 8 g

Colesterolo 115 mg

# DESSERT E BEVANDE

## Gelato Mocha

Tempo di preparazione: 10 minuti Tempo di
cottura: 10 minuti

Servire: 2

**ingredienti:**

- 1/4 cucchiaino gomma di xantano
- 1 cucchiaio di caffè istantaneo
- 2 cucchiai di cacao non zuccherato in polvere
- 15 gocce di stevia liquida
- 2 cucchiai di eritolo
- 1/4 tazza panna pesante
- 1 tazza di latte di cocco non zuccherato

**Indicazioni:**

1. Aggiungere tutti gli ingredienti tranne la gomma di xantano nel frullatore e frullare fino a quando liscio.
2. Aggiungere la gomma di xantano e frullare fino a quando la miscela non è leggermente addensata.
3. Versare la miscela nel gelatiere e sfornare secondo le istruzioni della macchina.
4. Servire freddo e godere.

**Valore nutrizionale (importo per porzione):**

Calorie 88

Grasso 8 g

Carboidrati 14 g

Zucchero 0,1 g

Proteine 1,4 g

Colesterolo 21 mg

# RICETTE PER LA COLAZIONE

## Muffin pancetta per la colazione

Serve: 6

Tempo di preparazione: 30 minuti

**ingredienti**

- 1 tazza di pancetta bit
- 3 tazze farina di mandorle, biologica
- 1/2 tazza di ghee, fuso
- 1 cucchiaino di bicarbonato di sodio
- 4 uova

**Indicazioni**

1. Preriscaldare il forno a 3500F e allineare barattoli di muffin con rivestimenti di muffin.

2. Sciogliere il ghee in una ciotola e mescolare la farina di mandorle e il bicarbonato di sodio.

3. Mescolare bene e aggiungere i pezzetti di pancetta e le uova.

4. Dividere la miscela nelle lattine di muffin e trasferirla nel forno.

5. Cuocere in forno per circa 20 minuti e togliere dal forno per servire.

**Importo nutrizionale per porzione**

Calorie 485

Grasso totale 49.8g 64% Grassi saturi 37.3g 186% Colesterolo

156mg 52%

Sodio 343mg 15%

Carboidrati totali 6.9g 3% Fibra alimentare 2.6g 9%

Zuccheri totali 4,2g Proteine 7,7g

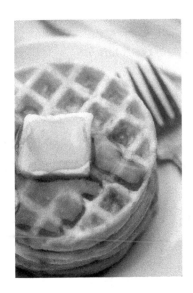

# ANTIPASTI E DESSERT

## Ravanello di cheesy

Serve: 5

Tempo di preparazione: 1 ora

**ingredienti**

- 16 once. Formaggio Monterey jack, triturato
- 2 tazze ravanello
- 1/2 tazza panna pesante
- 1 cucchiaino di succo di limone
- Sale e pepe bianco, a piacere

**Indicazioni**

1. Preriscaldare il forno a 3000F e ungere leggermente una teglia.
2. Scaldare la panna pesante in una piccola casseruola e condire con sale e pepe bianco.
3. Mescolare il formaggio Monterey jack e il succo di limone.
4. Posizionare il ravanello sulla teglia e finire con la miscela di formaggio.
5. Cuocere in forno per circa 45 minuti e togliere dal forno per servire caldo.

## Importo nutrizionale per porzione

Calorie 387

Grasso totale 32g 41% Grassi saturi 20.1g 100%

Colesterolo 97mg  32%

Sodio 509mg 22%

Carboidrati totali 2.6g 1% Fibra alimentare 0.7g 3%

Totale Zuccheri 1.3g

Proteine 22.8g

# RICETTE DI MAIALE E MANZO

## Bombe grasse

## Cheto Burger

Serve: 10

Tempo di preparazione: 30 minuti

### ingredienti

- 1/2 cucchiaino di aglio in polvere
- 1 sterlina di carne macinata
- Sale kosher e pepe nero, a piacere
- 1/4 (8 once)blocca il formaggio cheddar, tagliato in 20 pezzi
- 2 cucchiai di burro freddo, tagliati in 20 pezzi

### Indicazioni

1. Preriscaldare il forno a 3750F e ungere mini barattoli di muffin con spray da cucina.
2. Condire il manzo con aglio in polvere, sale kosher e pepe nero in una ciotola media.
3. Premere circa 1 cucchiaio di manzo in ogni barattolo di muffin, coprendo completamente il fondo.

58

4. Strato con piccolo pezzo di burro e aggiungere altri 1 cucchiaio di manzo.

5. Finire con un pezzo di formaggio in ogni tazza e premere il manzo rimanente.

6. Trasferire al forno e cuocere per circa 20 minuti.

7. Lasciare raffreddare leggermente e sbolbollore per servire caldo.

**Importo nutrizionale per porzione**

Calorie 128 Grassi Totali 7g 9%

Grassi saturi 3.7g 19% Colesterolo 53mg 18%

Sodio 81mg 4%

Carboidrati totali 0.2g 0% Fibra alimentare 0g 0%

Zuccheri totali 0,1g Proteine 15,2g

# RICETTE DI PESCE

## Pesce burro chetogenico

Serve: 3

Tempo di preparazione: 40 minuti

**ingredienti**

- 2 cucchiai di pasta di aglio allo zenzero
- 3 peperoncini verdi, tritati
- Filetti di salmone da 1 libbra
- Sale e pepe nero, a piacere
- 3/4 tazza burro

**Indicazioni**

1. Condire i filetti di salmone con pasta di aglio allo zenzero, sale e pepe nero.
2. Mettere i filetti di salmone nella pentola e nella parte superiore con peperoncini verdi e burro.
3. Coprire il coperchio e cuocere a fuoco medio basso per circa 30 minuti.
4. Piatto in un piatto per servire caldo.

## Importo nutrizionale per porzione

Calorie 676

Grasso totale 61.2g 78% Grassi saturi 30.5g 152%

Colesterolo 189mg 63%

Sodio 394mg 17%

Carboidrati totali 3.2g 1% Fibra alimentare 0.2g 1%

Zuccheri totali 0,2g Proteine 30,4g

# Crema al limone

# Bok Choy

Serve: 4

Tempo di preparazione: 45 minuti

**ingredienti**

- 28  oz.

- 1 grande limone, succo e scorza

- 3/4 tazza panna da frusta pesante

- 1 tazza di parmigiano, grattugiato al fresco

- 1 cucchiaino di pepe nero

**Indicazioni**

1. Preriscaldare il forno a 3500F e ungere leggermente una teglia.

2. Versare la crema sul bok  choy in modo uniforme e cospargere con il succo di limone.

3. Mescolare bene e trasferire alla cottura sodio 301mg 13% vegano e piatto vegetariano.

4. Completa con parmigiano, scorza di limone e pepe nero e mettilo nel forno.

5. Cuocere in forno per circa 30 minuti fino a quando non è leggermente rosonato e togliere dal forno per servire caldo.

**Importo nutrizionale per porzione**

Calorie 199

Grasso totale 14.8g 19% Grassi saturi 9.3g 46%

Colesterolo 51mg  17%

Sodio 398mg 17%

Carboidrati totali 7.7g 3% Fibra alimentare 2.5g 9%

Zuccheri totali 2,7g Proteine 12,7g

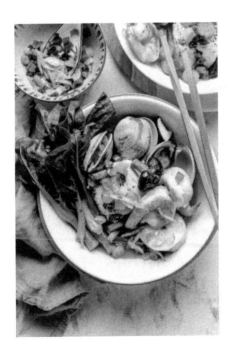

# RICETTE DI POLLO E POLLAME

## Pepite di pollo a basso contenuto di carboidrati

Serve: 6

Tempo di preparazione: 25 minuti

**ingredienti**

- 1/4 tazza maionese
- 2 seni di pollo medi
- 1 tazza di farina di mandorle sbollentate
- 2 cucchiai di olio d'oliva
- Sale marino e pepe nero, a piacere

**Indicazioni**

1. Mettere il pollo nell'acqua salata per circa 10 minuti.
2. Scolarlo e tagliare il pollo a pezzi delle dimensioni di una pepita.
3. Mettere la maionese in una ciotola e mescolare farina di mandorle, sale marino e pepe nero in un'altra ciotola.

4. Rivestire ogni pepita di pollo con maionese e draga nella miscela di farina di mandorle.

5. Scaldare l'olio a fuoco medio alto in una padella e aggiungere pepite di pollo in un unico strato.

6. Cuocere per circa 3 minuti per lato fino a doratura e preparare per servire.

**Importo nutrizionale per porzione**

Calorie 283

Grasso totale 20.4g 26% Grassi saturi 2.8g 14%

Colesterolo 46mg 15%

Sodio 118mg 5%

Carboidrati totali 6.3g 2% Fibra alimentare 2g 7%

Zuccheri totali 0,6g Proteine 18,2g

# RICETTE PER
# LA
# COLAZIONE

## Souffle di prosciutto
## di formaggio

Serve: 4                                    tempo di prepara-

zione: 30 minuti Ingredienti

- 1 tazza di formaggio cheddar, triturato

- 1/2 tazza panna pesante

- 6 uova grandi

- 6 once di prosciutto, a dadini

- Sale e pepe nero, a piacere In-

dicazioni

1. Preriscaldare il forno a 3500F e ungere delicatamente 4 ramekins.
2. Sbattere insieme le uova in una ciotola media e aggiungere tutti gli altri ingredienti.
3. Mescolare bene e versare il composto nei ramekins.
4. Trasferire nei ramekins e cuocere per circa 18 minuti.
5. Togliere dal forno e lasciare raffreddare e servire leggermente.

Sodio 841mg 37%

Carboidrati totali 3g 1%

Fibra alimentare 0,6g 2%

Zuccheri totali 0,8g

Proteine 23.8g

Importo nutrizionale per porzione

Calorie 342 Grassi

totali 26g 33%

Grassi saturi 13g 65% Co-

lesterolo 353mg 118%

# Involucro per la colazione cheto

Serve: 1

Tempo di preparazione: 20 minuti Ingredienti

- 1 foglio nori organico

- 1 1/2 avocado, affettato

- 3 uova al pascolo

Totale Zuccheri 0g

- 1/4 di cucchiaino di sale

- 1/2 cucchiaio di

burro Indicazioni stradali

1. Sbattere uova e sale in una ciotola fino a quando combinato.
2. Scaldare il burro a fuoco medio in una padella e mescolare le uova sbattute.
3. Cuocere per circa 3 minuti su entrambi i lati e preparare fuori.
4. Posizionare la frittata sopra il foglio nori e la parte superiore con fette di avocado.
5. Arrotolare l'involucro per la colazione e affettare a metà per servire.

Carboidrati totali 11.7g
4%

Fibra alimentare 7.7g

28% Zuccheri totali

Quantità nutrizionale per porzione calorie 476

0.5g Protein 21g

Grasso totale 38.8g 50%

Grassi saturi 12.2g 61%

Colesterolo 660mg 220%

Sodio 788mg 34%

# Muffin pancetta per la colazione

Serve: 6

Tempo di preparazione: 30 minuti Ingredienti

- 1 tazza di pancetta bit
- 3 tazze farina di mandorle, biologica
- 1/2 tazza di ghee, fuso

Carboidrati totali 9.3g 3% Fibra alimentare 4.4g 16% Zuccheri totali 4g

Proteine 27.2g

- 1 cucchiaino di bicarbonato di sodio
- 4

uova Indicazioni stradali

1. Preriscaldare il forno a 3500F e allineare barattoli di muffin con rivestimenti di muffin.
2. Sciogliere il ghee in una ciotola e mescolare la farina di mandorle e il bicarbonato di sodio.
3. Mescolare bene e aggiungere i pezzetti di pancetta e le uova.
4. Dividere la miscela nelle lattine di muffin e trasferirla nel forno.
5. Cuocere in forno per circa 20 minuti e togliere dal forno per servire.

Importo nutrizionale per porzione

Calorie 485

# Crepes all'uovo con avocado

Serve: 2

Tempo di prepara-

zione: 15 minuti

Ingredienti

- 4 uova

- 3/4 avocado, affettato sottilmente

- 2 cucchiaini di olio d'oliva
  - 1/2 tazza germogli di erba medica
  - 4 fette di tacchino petto salumi, direzioni

triturate

1. Scaldare l'olio d'oliva a fuoco medio in una padella e rompere le uova.
2. Stendere leggermente le uova con la spatola e cuocere per circa 3 minuti su entrambi i lati.
3. Sprigliare la crepe all'uovo e il top con petto di tacchino, germogli di erba medica e avocado.
4. Arrotolare saldamente e servire caldo.

Quantità nutrizionale per porzione calorie 372

Grasso totale 25.9g 33% Grassi saturi 6g 30% Colesterolo 364mg 121%

Sodio 1000mg 43%

# Frullato di cannella

# Chocó di avocado

Tempo totale: 5 minuti Serve: 1

**ingredienti:**

- 1/2 cucchiaino olio di cocco
- 5 gocce di stevia liquida
- 1/4 cucchiaino estratto di vaniglia
- 1 cucchiaino cannella macinata
- 2 cucchiaino cacao non zuccherato in polvere
- 1/2 avocado
- 3/4 tazza latte di cocco non zuccherato

**Indicazioni:**

1. Aggiungere tutti gli ingredienti nel frullatore e frullare fino a quando liscio e cremoso.
2. Servire immediatamente e divertirsi.

**Valore nutrizionale (quantità per porzione): calorie 95; Grasso 8,3 g; Carboidrati 5,1 g;**

**Zucchero 0,2 g; Proteine 1,2 g; Colesterolo 0 mg;**

# RICETTE PER
# IL PRANZO

# Insalata di cavolo

# di avocado allo

# zenzero

Tempo totale: 15 minuti Serve: 4

**ingredienti:**

- 1 avocado, pelato e affettato
- 1 cucchiaio di zenzero, grattugiato

  - 1/2 libbre di cavolo, tritato
  - 1/4 tazza prezzemolo, tritato
  - 2 scalogni freschi, tritati

**Indicazioni:**

1. Aggiungere tutti gli ingredienti nella ciotola e mescolare bene.
2. Servire e divertirsi.

**Valore nutrizionale (quantità per porzione): calorie 139; Grassi 9,9 g; Carboidrati 12 g; Zucchero 0,5 g; Proteine 3 g; Colesterolo 0 mg;**

# RICETTE PER LA CENA

## Insalata di ravanelli di cavolfiore

Tempo totale: 15 minuti Serve: 4

**ingredienti:**

- 12 ravanelli, tagliati e tritati
- 1 cucchiaino aneto essiccato
- 1 cucchiaino senape di Digione
- 1 cucchiaio di aceto di sidro
- 1 cucchiaio di olio d'oliva
- 1 tazza prezzemolo, tritato
- 1/2 testa di cavolfiore medio, tagliata e tritata
- 1/2 cucchiaino pepe nero
- 1/4 cucchiaino sale marino

**Indicazioni:**

1. In una ciotola, unire cavolfiore, prezzemolo e ravanelli.
2. In una piccola ciotola, sbattere insieme olio d'oliva, aneto, senape, aceto, pepe e sale.
3. Versare il condimento sull'insalata e gettare bene.

4. Servire immediatamente e divertirsi.

**Valore nutrizionale (quantità per porzione): calorie 58;**
**Grasso 3,8 g; Carboidrati 5,6 g;**

**Zucchero 2.1 g; Proteine 2.1 g; Colesterolo 0 mg;**

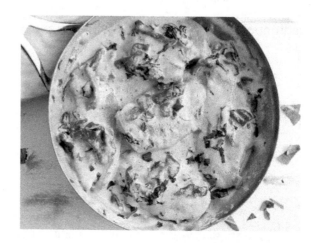

# RICETTE DI DESSERT

## Fudge al cioccolato

Tempo totale: 10 minuti Serve: 12

**ingredienti:**

4 oz cioccolato fondente non zuccherato

- 3/4 tazza burro di cocco
- 15 gocce di stevia liquida
- 1 cucchiaino estratto di vaniglia

**Indicazioni:**

1. Sciogliere il burro di cocco e il cioccolato fondente.

2. Aggiungere gli ingredienti alla grande ciotola e combinare bene.

3. Versare la miscela in una padella di pagnotta siliconica e mettere in frigorifero fino a quando non è impostato.

4. Tagliare a pezzi e servire.

**Valore nutrizionale (quantità per porzione): calorie 157; Grasso 14,1 g; Carboidrati 6.1 g; Zucchero 1 g; Proteine 2,3 g; Colesterolo 0 mg;**

# Mousse al cioccolato liscia

Tempo totale: 10 minuti Serve: 2

**ingredienti:**

- 1/2 cucchiaino cannella
- 3 cucchiai di cacao non zuccherato in polvere
- 1 tazza di latte di cocco cremoso
- 10 gocce di stevia liquida

**Indicazioni:**

1. Mettere la lattina di latte di cocco in frigorifero per la notte; dovrebbe diventare spesso e i solidi separati dall'acqua.
2. Trasferire parte spessa nella grande ciotola senza acqua.
3. Aggiungere gli ingredienti rimanenti alla ciotola e montare con miscelatore elettrico fino a quando liscio.
4. Servire e divertirsi.

**Valore nutrizionale (quantità per porzione): calorie 296; Grassi 29,7 g; carboidrati 11.5 g; Zucchero 4.2 g; Proteine 4,4 g; Colesterolo 0 mg;**

# RICETTE PER LA COLAZIONE

## Patatine fritte

## casalinghe

Non devi rinunciare alle patate della colazione con questa alternativa alla rapa che ha il sapore della cosa reale.

Tempo totale di preparazione e cottura: livello di 20 minuti: principiante

Realizzazioni: 4 aiutanti

Proteine: 3 grammi Carboidrati netti: 4 grammi Grassi: 6 grammi

Zucchero: 0 grammi

Calorie: 88

**Cosa ti serve:**

- 1/2 cucchiaino paprika in polvere

- 2 tazze rape, pelate e a dadini

- 1/4 cucchiaio di cipolla in polvere

- 3 fette di pancetta

  - 1/2 cucchiaino aglio in polvere

  - 3 cucchiaino olio d'oliva

  - 1/2 cucchiaino sale

  - 2 oz. prezzemolo, tritato

  - 1/2 cucchiaino pepe

**Passi:**

1. In una padella grande, scaldare l'olio d'oliva.

2. In un piatto, incorporare i condimenti di polvere di paprika, cipolla in polvere e aglio in polvere e le rape fino a completo coperto.

3. Quando l'olio è abbastanza caldo, scaldare le rape per circa 10 minuti mescolando occasionalmente.

4. Tritare la pancetta a pezzetti e friggere con le rape per altri 5 minuti.

5. Guarnirlo con prezzemolo e servire.

**Suggerimento per la variazione:**

Puoi mescolare e abbinare le guarnizioni con sottaceti, olio d'oliva o pinoli.

# Frittata di tonno

La colazione non sarebbe completa senza una frittata sana per iniziare la giornata con il piede giusto.

**Tempo totale di preparazione e cottura: 15 minuti**

Livello: Per principianti: 2 omelette

Proteine: 28 grammi Carboidrati netti: 4,9 grammi Grassi: 18 grammi

Zucchero: 1 grammo

Calorie: 260

## Cosa ti serve:

- 2 cucchiai di olio di cocco
- 1 peperone verde medio, desessato e a dadini
- 2 1/2 oz.
- 1/4 cucchiaino sale
- 6 uova grandi
- 1/8 cucchiaino pepe

**Passi:**

1. Sciogliere l'olio di cocco in una piccola padella e friggere il pepe verde per circa 3 minuti. Rimuovere dal bruciatore.

2. Trasferire i peperoni in un piatto e unire il tonno fino a completo insieme. Si è messo di lato.

3. Sbattere le uova, il sale e il pepe in un piatto separato mentre l'olio di cocco si scioglie in una piccola padella antiaderente.

4. Spostare la padella per assicurarsi che l'intera base sia rivestita

in olio e molto calda.

5. Svuotare le uova sbattute nella padella e utilizzare una spatola di gomma per sollevare il

   bordo delle uova cotte in diverse aree per consentire alle uova non cotte di riscaldarsi.

6. Una volta creato un sottile strato di uovo cotto, lasciare la padella sul fuoco per mezzo minuto per impostare completamente.

7. Raccogliere metà dei peperoni e del tonno su un lato delle uova. Usa la spatola di gomma per capovolgere le uova cotte per creare una frittata.

8. Premere leggermente verso il basso fino a quando la frittata si sigilla naturalmente e dopo circa 1 minuto, spostarsi su una piastra da portata.

9. Ripetere i passaggi da 4 a 8 con la seconda frittata.

*Suggerimento per la cottura:*

Se non hai un sacco di tempo al mattino, puoi creare la frittata che riempie la sera prima e refrigerare in un contenitore lidded.

*Suggerimento per la variazione:*

Puoi scegliere di guarnire la parte superiore della frittata con sale e pepe aggiuntivi a piacere o erba cipollina tritata.

# RICETTE SNACK

## Sottaceti all'aglio croccanti

Quando vuoi qualcosa di croccante, non c'è niente come un sottaceto croccante con un pugno per farti passare il pomeriggio.

Tempo totale di preparazione e cottura: 10 minuti (più tempo di marinatura: 2 giorni)

Livello: Per principianti: 4 aiutanti

Proteine: 0 grammi Carboidrati netti: 0 grammi Grassi: 0 grammi

Calorie: 5

### Cosa ti serve:

- 1/4 cucchiaino grani di pepe nero, interi
- Cetrioli in decapo da 8 once
- 1/2 cucchiaino aneto
- Aceto di sidro di mele da 4 once
- 1/4 cucchiaino semi di senape
- 4 once d'acqua
- 1/2 cucchiaio di sale da decapo
- 1 1/2 spicchi d'aglio, pelati

**Passi:**

1. Tagliare i cetrioli a spicchi o fette spessi.

2. In un grande piatto, mescolare tutti gli ingredienti e passare a un barattolo di muratore.

3. Conservare in frigorifero per 2 giorni completi prima di servire e si manterranno per un massimo di un mese.

# RICETTE PER LA CENA

## Polpette di zucchine di pollo

Quando si desidera una cena facile, queste polpette sarà veloce da fare dopo un duro

giorno di lavoro.

Tempo totale di preparazione e cottura: 25 minuti

**Livello: Principiante**

Realizzazioni: 4 aiutanti

Proteine: 26 grammi Carboidrati netti: 2,4

grammi Grassi: 4 grammi

Zucchero: 1 grammo

Calorie: 161

**Cosa ti serve:**

- 16 once di petto di pollo, disossato
- 1/2 cucchiaino semi di sedano
- 2 tazze di zucchine, tritate
- 1 uovo grande
- 2 spicchi d'aglio, pelati
- 1/2 cucchiaio di sale
- 3 cucchiaino origano
- 1/2 cucchiaino pepe

81

- 2 cucchiai di olio di cocco

**Passi:**

2. Impostare la temperatura della stufa per riscaldarsi a 180 ° Fahrenheit. Stratificazione di una lastra piatta con fodera di cottura e messa da parte.

3. Utilizzare un frullatore alimentare pulsare tutti i componenti per circa 3 minuti fino a quando non è stato completamente incorporato.

4. Sciogliere l'olio di cocco in una padella antiaderente.

5. Raccogliere la carne e rotolare a mano in polpette da un pollice.

6. Trasferire sull'olio caldo e rosolare su ciascun lato per circa 2 minuti.

7. Versare le polpette sul foglio precompigliato e scaldare per circa 10 minuti.

8. Servire caldo e godere!

# INSOLITE RICETTE
# DI PASTI
# DELICIOUS

## Costolette di

## agnello

## mediterraneo

Assapora il Mediterraneo con questo

mix unico di spezie che ti farà davvero 400 l'acquolina in bocca.

Tempo totale di preparazione e cottura: 20 minuti

**Livello: Principiante**

Fa: 4 porzioni (2 braciole per porzione) Proteine: 29 grammi

Carboidrati netti: 1 grammo Grasso: 8

grammi

Zucchero: 1 grammo

Calorie: 164

**Cosa ti serve:**

- 2 cucchiaino succo di limone

- 1/4 cucchiaino pepe

- Costolette di lonza d'agnello, tagliate e ossa in

- 1/2 cucchiaino olio extravergine di oliva

- 2/3 cucchiaino sale

- 1 1/2 spicchi d'aglio, schiacciati

- 2 cucchiaino Za'atar

**Passi:**

1. Scaldare la griglia alla temperatura di 350° Fahrenheit.
2. Preparare le costolette di agnello spazzolando con aglio e olio.
3. Cospargere il succo di limone su ciascun lato e spolverare con sale, Za'atar e pepe.
4. Grigliare su ciascun lato per circa 4 minuti fino alla croccantezza desiderata.

**Suggerimento per la cottura:**

In alternativa, è possibile broil nella stufa per circa 5 minuti su ciascun lato.

*Se il condimento Za'atar non è disponibile, puoi facilmente crea il tuo.*

*Hai bisogno dei seguenti ingredienti:*

- Stagionatura origano da 1/3 tbs
- 1/8 cucchiaino sale marino
- 1/3 cucchiaio di maggiorana
- 1/8 cucchiai di semi di sesamo tostati
- 1/3 cucchiaio di timo
- 3 tbs sumac

# RICETTE DI
# DOLCI CHETO

# Esperto: Butter Fudge
# Bars

Serve: 36

Tempo di preparazione: 10 minuti Tempo di

cottura: 10 minuti

### ingredienti:

- 1 tazza di burro di arachidi non zuccherato

- 1/2 tazza di proteine del siero di latte in polvere

- 1 cucchiaino stevia

- 1 tazza di eritolo

- 8 oz crema di formaggio

- 1 cucchiaino vaniglia

- 1 tazza di burro

### Indicazioni:

1. Spruzzare la teglia con spray da cucina e linea con carta pergamena. accantonare.

2. Sciogliere burro e crema di formaggio in una casseruola a fuoco medio.

3. Aggiungere il burro di arachidi e mescolare per combinare.

4. Rimuovere la padella dal fuoco.

5. Aggiungere gli ingredienti rimanenti e frullare fino a ben combinati.

6. Versare il composto nella padella preparata e stendere uniformemente.

7. Mettere in frigorifero per 1-2 ore o fino a quando non è impostato.

8. Affettare e servire.

Per porzione: carboidrati netti: 1,2 g; Calorie: 111; Grasso totale: 11g; Grassi saturi: 5,3 g

Proteine: 2.3g; Carboidrati: 1,6 g; Fibra: 0,4 g; Zucchero: 0,5 g; Grassi 88% / Proteine 8% / Carboidrati 4%

# torta

# Deliziosa torta ai mirtilli

Serve: 8

Tempo di preparazione: 10 minuti Tempo di cottura: 25 minuti *Per la crosta:*

- 4 uova

- 1 cucchiaio di acqua

- 1/4 cucchiaino lievito in polvere

- 1 1/2 tazze farina di cocco

- 1 tazza burro, fuso

- Pizzico di sale

- Per il riempimento:

- 8 oz crema di formaggio

- 2 cucchiai di sterzata

- 1 1/2 tazza mirtilli freschi

**Indicazioni:**

1. Spruzzare una teglia da 9 pollici con spray da cucina e mettere da parte.

2. In una grande ciotola, mescolare tutti gli ingredienti della crosta fino a formare l'impasto.

3. Dividere l'impasto a metà e stendere I tra due fogli di carta pergamena e mettere da parte.

4. Preriscaldare il forno a 350 F/ 180 C.

5. Trasferire un foglio di crosta in una teglia unta.

6. Stendere la crema di formaggio sulla crosta.

7. Mescolare mirtilli e dolcificante. Stendere i mirtilli sopra lo strato di crema di formaggio.

8. Coprire la torta con altra crosta semirotolata e cuocere per 25 minuti.

9. Lasciare raffreddare completamente quindi affettare e servire.

Per porzione: carboidrati netti: 5,4 g; Calorie: 362 Grassi Totali: 35,6g; Grassi saturi: 21,9 g

Proteine: 5.7g; Carboidrati: 7g; Fibra: 1,6 g; Zucchero: 3,1 g; Grassi 88% / Proteine 6% / Carboidrati 6%

# CARAMELLE: PRINCIPIANTE

# Caramelle al cioccolato fondente

Serve: 16

Tempo di preparazione: 5 minuti Tempo di cottura: 5 minuti

**ingredienti:**

- 4 oz cioccolato fondente non zuccherato
- 1/2 cucchiaino vaniglia
- 1/2 tazza di olio di cocco
- 3 cucchiai di burro
- 1/2 tazza burro di noce

**Indicazioni:**

1. Sciogliere olio di cocco, burro e cioccolato fondente in una casseruola a fuoco medio fino a quando non è liscio.

2. Togliere dal fuoco e mescolare il burro di noce e la vaniglia.

3. Versare la miscela nello stampo di caramelle in silicone e conservare in frigorifero fino a quando non è impostato.

4. Servire e divertirsi.

Per porzione: carboidrati netti: 1,4 g; Calorie: 177; Grasso totale: 17,5 g; Grassi saturi: 10,1 g

Proteine: 2,2 g; Carboidrati: 2.9g; Fibra: 1,5 g; Zucchero: 0,3 g; Grassi 89% / Proteine 6% / Carboidrati 5%

# BISCOTTI: PRINCIPIANTE

## intermedio:

## Biscotti alle mandorle CocoNut

Serve: 40

Tempo di preparazione: 5 minuti Tempo di cottura: 10 minuti

### ingredienti:

- 3 tazze di cocco triturato non zuccherato
- 3/4 tazza erythritol
- 1 tazza di farina di mandorle
- 1/4 tazza può latte di cocco

### Indicazioni:

1. Spruzzare una teglia con spray da cucina e mettere da parte.
2. Aggiungere tutti gli ingredienti in una ciotola grande e mescolare fino a quando combinato.
3. Fare piccole palline dalla miscela e posizionare su una teglia preparata e premere leggermente a forma di biscotto.
4. Mettere in frigorifero fino a quando non è fermo.

5.  Servire e divertirsi.

Per porzione: carboidrati netti: 0,9 g; Calorie: 71 Grassi totali: 6,3g;
Grassi saturi: 4,4 g

Proteine: 1,2 g; Carboidrati: 2.4g; Fibra: 1,5 g; Zucchero: 0,7 g; Grassi 85%
/ Proteine 9% / Carboidrati 6%

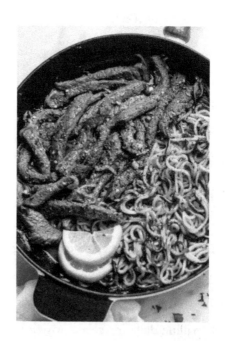

# DESSERT CONGELATO: PRINCIPIANTE

## Mousse al cioccolato

Serve: 8

Tempo di preparazione: 10 minuti Tempo di cottura: 10 minuti

**ingredienti:**

- 1/4 tazza panna da frusta pesante

- 2 cucchiai di sterzata

- 1/2 cucchiaino vaniglia

- 1/2 avocado snocciolato

- 1/4 tazza cacao non zuccherato in polvere

- 8 oz crema di formaggio, ammorbidito

**Indicazioni:**

1. In una ciotola, sbattere insieme la crema di formaggio fino a quando non è liscia e cremosa.

2. Aggiungere lentamente la polvere di cacao e mescolare bene.

3. Aggiungere avocado e battere fino a regolare, circa 5 minuti.

4. Aggiungere dolcificante e vaniglia e sbattere fino a quando liscio per 1-2 minuti.

5. Aggiungere la panna montata dopo che è stata montata in forma morbida in miscela di cioccolato e piegare delicatamente.

6. Aggiungere panna montata e miscela di cioccolato in sacchetto di tubazioni e pipa in tazze da portata.

7. Servire e divertirsi.

**Per porzione: carboidrati netti: 2,2 g; Calorie: 146 Grassi Totali: 14,1g; Grassi saturi: 7,8 g**

**Proteine: 3g; Carboidrati: 3.9g; Fibra: 1,7 g; Zucchero: 0,2 g; Grassi 86% / Proteine 8% / Carboidrati 6%**

# RICETTE PER LA COLAZIONE

## Bionde choco-chip

Tempo di preparazione: 1 ora Porzioni:12

**Valori nutrizionali:**

Grasso: 14 g.

Proteine: 5 g.

Carboidrati: 7 g.

**ingredienti:**

- 1 tazza Farina di mandorle
- 3/4 tazza Erythritol
- 3/4 tazza Burro di mandorle
- 1 cucchiaio di estratto di vaniglia
  - 1/2 tazza gocce di cioccolato senza zucchero

**Indicazioni:**

1. Mescolare burro di mandorle, farina di cocco, eritolo ed estratto di vaniglia in una ciotola fino a ben combinato.

2. Piegare le gocce di cioccolato.

3. Premere la miscela in uno stampo rettangolare di silicio e congelare per un'ora per impostare.

4. Fetta per servire.

# Asparagi alla griglia
# con uova
# strapazzate

Completo: 30 min

Preparazione: 10 min

Cuoco: 20 min

Resa: 2 porzioni

**Valori nutrizionali:**

Calorie: 34, Grassi Totali: 5,1 g, Grassi Saturi:

0,3 g, Carboidrati: 1,5 g, Zuccheri: 0,3 g, Proteine: 1,3 g

**ingredienti**

- 3/4 libbre nuovi asparagi
- Ottimo olio d'oliva
- Sale legittimo e pepe scuro macinato naturalmente
- 1/8 tazza parmigiano appena macinato
- 6 uova extra-enormi
- 3 cucchiai di crema
- 1 cucchiaio di spread non salato, isolato
- Da 2 a 4 tagli pane a 7 grani

**direzione**

1. Preriscaldare la stufa a 400 gradi F.
2. Rema le parti estreme delle occasioni e, nella possibilità che siano spesse, spogliale. Avvistare gli asparagi su un

96

foglio di preparazione, fare la doccia con olio d'oliva, a quel punto scagliarsi per rivestire totalmente gli asparagi. Stendere gli asparagi in uno strato solitario e cospargere generosamente di sale e pepe. Bronare gli asparagi per 15-20 minuti, fino a quando delicato ma allo stesso tempo fresco. Cospargere con il parmigiano e tornare al polli da carne per 5 minuti, o fino a quando il cheddar liquefa.

3. Mentre gli asparagi cucinano, sbattere le uova in una ciotola con la crema, e sale e pepe, a piacere. Sciogliere 1/2 cucchiaio di margarina in un'enorme padella. Cuocere le uova sul calore più minimale, mescolando continuamente

con un cucchiaio di legno, alla finezza ideale. Espellere dal calore, includere il resto del cucchiaio da 1/2 di spalmabile e mescolare fino a quando non si liquefa.

Verificare la presenza di aromatizzazione, sale e pepe, se necessario, e presentare con gli asparagi alla griglia e il pane a 7 grani.

# RICETTE PER IL PRANZO

## torta di zucca

Tempo di preparazione: 8 ore Porzioni:8

**Valori nutrizionali:**

Grasso: 29 g.

Proteine: 7 g.

Carboidrati: 9 g.

**ingredienti:**

*Per la crosta*

- 1 tazza Noci, tritate

- 1 tazza Farina di mandorle

- 1/4 tazza Erythritol

- 1/3 tazza Burro fuso

*Per il riempimento*

- 1 purea di zucca da 14 once

- 1/2 tazza Erythritol

- 1 tazza Panna Pesante

- 6 tuorli d'uovo

- 1 cucchiaio di gelatina

- 1 cucchiaino estratto di vaniglia

- 1 cucchiaino polvere di cannella

- 1/4 cucchiaino zenzero macinato

- 1/4 cucchiaino noce moscata macinata

- 1/4 cucchiaino chiodi di garofano macinati

## Indicazioni:

- Mescolare bene. Imballare la miscela in una padella a molla da 9 pollici.

- Unire tutti gli ingredienti per il ripieno in una pentola. Sbattere a fuoco medio fino a quando la miscela inizia ad addensarsi.

- Versare il ripieno nella crosta e conservare in frigorifero durante la notte.

# Keto Cheeseburger
# Muffin

Tempo di cottura: 23 min Resa: 9 muffin

**Fatti nutrizionali: 96 calorie per muffin: carboidrati 3,7g, grassi 7g e proteine 3,9 g.**

**ingredienti:**

- 8 cucchiai di farina di mandorle
- 8 cucchiai di farina di semi di lino
- 1 cucchiaino lievito in polvere
- 1/2 cucchiaino
- 1/4 cucchiaino pepe
- 2 uova
- 4 cucchiai di panna acida

**Ripieno hamburger:**

- 1 libbre di carne macinata
- 2 cucchiai di pasta di pomodoro
- Sale, pepe, cipolla in polvere, aglio in polvere a piacere

*Condimenti:*

- oz formaggio cheddar
- 1 sottaceto, affettato
- Ketchup da 2 cucchiai
- 2 cucchiai di senape

**Passi:**

1. Riscaldare il forno a 175 C.

2. Unire insieme: carne macinata+condimento+sale+pepe. Avannotti

3. Mescolare gli ingredienti secchi: farina di mandorle+farina di semi di lino+lievito+sale+pepe.

4. Metti li:panna acida + uova

5. Mettere l'impasto nelle tazze di silicone da forno, unto. Lascia un po' di spazio in alto.

6. Mettere la carne macinata sulla parte superiore dell'impasto.

7. Cuocere per 20 minuti.

8. Togliere dal forno e posizionare il formaggio sul manzo macinato. Cuocere per altri 3 minuti.

9. Metti il condimento e divertiti.

# RICETTE SNACK

## Panini con yogurt e semi

Porzioni: 6

Tempo di cottura: 40 minuti

**Nutrienti per una porzione: Calorie: 105 | Grassi: 15 g | Carboidrati: 3,6 g | Proteine: 16 g**

**ingredienti:**

- 2/3 tazza yogurt
- 1 tazza di farina di mandorle
- 2 cucchiai di farina di cocco
- 2 cucchiai di psillio
- 4 uova
- 3 cucchiai + 1 cucchiaino semi di lino (per la decorazione)
- 3 cucchiai di semi di girasole
- 1 cucchiaino lievito in polvere
- 1/2 cucchiaino sale

**Processo di cottura:**

1. Il forno da preriscaldare a 185 °C (365 ° F).

2. In una ciotola, sbattere le uova con un mixer fino a una massa densa. Aggiungere yogurt, ingredienti secchi. Mescolare di nuovo. Lasciare l'impasto per 10 minuti.

3. Coprire la teglia con pergamena. Preparare i panini rotondi e disponerli su una teglia.

4. Cospargere con semi di girasole e cuocere in forno per 25 minuti.

# Panini con noci

Porzioni: 4

Tempo di cottura: 40 minuti

**Nutrienti per una porzione: Calorie: 165 | Grassi: 23,1 g |
Carboidrati: 4,5 g | Proteine: 18 g**

**ingredienti:**

- 5 uova
- 3 cucchiai di farina di mandorle
- 3 cucchiai di farina di cocco
- 1 1/2 cucchiaio di psillio
- 2 cucchiai di burro
- 1/2 tazza yogurt
- 1/2 tazza parmigiano grattugiato
- 2 cucchiaino lievito in polvere
- 1/2 tazza noci
- 1/2 cucchiaio di cumino (per la decorazione)

**Processo di cottura:**

1. Il forno da preriscaldare a 190 °C (375 ° F).
2. In una ciotola, sbattere le uova con un mixer fino all'uniformità. Aggiungere burro morbido, ingredienti secchi, yogurt e noci schiacciate. Mescolare bene. Aggiungere il parmigiano grattugiato. Lasciare l'impasto per 10 minuti.
3. Preparare i panini rotondi con le mani bagnate e stenderli sulla teglia coperta di pergamena.

4. Condire con cumino e cuocere in forno per 20 minuti.

# cena

# Esperto: Pane a microonde

Porzioni: 4 piccoli colpi

Valori nutrizionali: 2 g carboidrati netti; 3,25 g Proteine; 13 g di grassi;132 calorie

## ingredienti:

- Farina di mandorle - .33 tazza
- Sale - .125 cucchiaino
- Lievito in polvere - .5 cucchiaino
- Ghee fuso - 2,5 cucchiai.
- Uovo sbattuto - 1
- Olio - spritz per la tazza

## Indicazioni:

1. Ungere una tazza con l'olio. Unire tutti i fissaggi in un piatto di miscelazione e versare nella tazza. Metti la tazza nel microonde. Impostare il timer utilizzando l'impostazione alta per 90 secondi.

2. Trasferire la tazza in uno spazio di raffreddamento per 2-3 minuti. Togliere delicatamente dal pane e affettare in 4 porzioni.

# Pane Paleo - Stile Cheto

Porzioni: 1 pagnotta - 10 fette

**Valori nutrizionali: 9,1 g carboidrati netti; 10,4 g proteine; 58,7 g di grasso; 579,6 calorie**

**ingredienti:**

- Olio d'oliva - .5 tazza (+) 2 cucchiai.

- Uova - 3

- Latte di mandorla/acqua - .25 tazza

- Farina di cocco - .5 tazza

- Bicarbonato di sodio - 1 cucchiaino.

- Farina di mandorle - 3 tazze

- Lievito in polvere - 2 cucchiaino.

- Sale - .25 cucchiaino.

- Necessario anche: pagnotta - 9 x 5 pollici

**Indicazioni:**

1. Riscaldare il forno a 300°F. Spritz leggermente la padella con olio d'oliva.

2. Unire tutti i fissaggi asciutti e mescolare con il bagnato per preparare l'impasto.

3. Versare nella padella unta e cuocere per 1 ora.

4. Raffreddare e affettare.

# Pane di semi di sesamo

Porzioni: 6

**Valori nutrizionali: 1 g carboidrati netti ;7 g Proteine; 13 g di grasso; 100 calorie**

**ingredienti:**

- Semi di sesamo - 2 cucchiai.
- Polvere di buccia di psillio - 5 cucchiai.
- Sale marino - .25 cucchiaino.
- Aceto di sidro di mele - 2 cucchiaino.
- Lievito in polvere - 2 cucchiaino.
- Farina di mandorle - 1,25 tazze
- Acqua bollente - 1 tazza
- Albumi - 3

**Indicazioni:**

1. Riscaldare il forno per raggiungere 350°F. Spritz una teglia da forno con un po 'di spray all'olio da cucina. Mettere l'acqua in una casseruola

   a bollire.

2. Unire il polvere di psillio, i semi di sesamo, il sale marino, il lievito in polvere e la farina di mandorle.

3. Mescolare l'acqua bollita, l'aceto e gli albumi. Utilizzare un miscelatore a mano (meno di 1 min.) per combinare. Mettere il pane sulla padella preparata.

4. Servire e gustare in qualsiasi momento dopo la cottura per 1 ora.

# IL PRANZO CHETO

## Venerdì: Pranzo: Cremoso Avocado e Pancetta con insalata di formaggio di capra

L'insalata ottiene un aggiornamento quando avocado e formaggio di capra desiderabile sono combinati con pancetta croccante e noci croccanti. Veloce e buono per il pranzo o la cena.

Suggerimento di variazione: usa diverse erbe fresche nel condimento.

Tempo di preparazione: 10 minuti Tempo di cottura: 20 minuti serve 4

### Cosa c'è in esso

*insalata:*

- Formaggio di capra (1 tronco da 8 oncia)
- Pancetta (.5 libbre)
- Avocado (2 qty)
- Noci tostate o noci pecan (.5 tazza)
- Rucola o spinaci (4 once)

**condimento:**

- Mezzo limone, spremuto

- Maionese (.5 tazza)

- Olio extravergine di oliva (.5 tazza)

- Panna da frusta pesante (2 T)

- Sale kosher (a piacere)

- Pepe macinato fresco (a piacere)

## Come è fatto

1. Allineare una teglia con carta pergamena.

2. Preriscaldare il forno a 400 gradi F.

3. Affettare il formaggio di capra in tondi da mezzo pollice e mettere in teglia. Posizionare su una griglia superiore in forno preriscaldato fino a

   Doratura.

4. Cuocere la pancetta fino a quando non è croccante. Tritare a pezzi

5. Affettare avocado e posizionare sui verdi. Completa con pezzi di pancetta e aggiungi tondi di formaggio di capra.

6. Tritare le noci e cospargere l'insalata.

7. Per la medicazione, unire succo di limone, mayo, olio extravergine di oliva e panna da mento. Frullare con frullatore da banco o ad immersione.

8. Condire a piacere con sale kosher e pepe macinato

fresco.

Carboidrati netti: 6 grammi Grasso: 123
grammi

Proteine: 27 grammi

Zuccheri: 1 grammo

# CHETO A CENA

## Venerdì: Cena:

## Bistecca minuto

## con funghi e burro

## di erbe

Questa cena si riunisce velocemente. Perfetto per le settimane feriale impegnative.

Suggerimento per la variazione: prova una qualsiasi delle tue verdure preferite.

Tempo di preparazione: 10 minuti Tempo di cottura:

20 minuti serve 4

### Cosa c'è in esso

*Per bistecche:*

- Bistecche minute (8 qty)
- Stuzzicadenti (8 qty)
- Formaggio Gruyere, tagliato a bastoncini (3 once)
- Sale kosher (a piacere)
- Pepe macinato fresco (a piacere)
- Burro (2 T)
- Porri (2 qty)
- Funghi (15 once)

- Olio extravergine di oliva (2 T)

- Per burro alle erbe:

- Burro (5 once)

- Spicchi d'aglio tritati (1 qtà)

- Aglio in polvere (.5 T)

- Prezzemolo tritato (4 T)

- Succo di limone (1 t)

- Sale kosher (.5 t)

## Come è fatto

1. Unire tutti gli ingredienti del burro alle erbe in una ciotola di vetro. Mettere da parte per almeno 15 minuti.

2. Affettare porri e funghi. Soffriggere in olio extravergine di oliva fino a quando leggermente marrone. Condire con sale e pepe. Togliere dalla padella e tenersi al caldo.

3. Condire bistecche con sale e pepe. Metti un bastoncino di formaggio al centro e arrotola le bistecche, assicurandoti uno stuzzicadenti.

4. Soffriggere a fuoco medio per 10-15 minuti.

5. Versare succhi di padella sulle verdure.

6. Piastra bistecche e verdure e servire con burro alle erbe.

## Carboidrati netti: 6 grammi

Grasso: 89 grammi

Proteine: 52 grammi

Zuccheri: 2 grammi

CPSIA information can be obtained
at www.ICGtesting.com
Printed in the USA
LVHW082125280521
688849LV00003B/232